Welche Auswirkung hat das Homeoffice auf die physische Gesundheit von Büromitarbeitern?

Fuad Harzallah

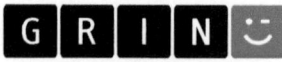

Bibliografische Information der Deutschen Nationalbibliothek:

Die Deutsche Nationalbibliothek verzeichnet diese Publikation in der Deutschen Nationalbibliografie; detaillierte bibliografische Daten sind im Internet über http://dnb.d-nb.de abrufbar.

ISBN: 9783346723697
Dieses Buch ist auch als E-Book erhältlich.

© GRIN Publishing GmbH
Nymphenburger Straße 86
80636 München

Druck und Bindung: Books on Demand GmbH, Norderstedt Germany
Gedruckt auf säurefreiem Papier aus verantwortungsvollen Quellen

Das Buch bei GRIN: https://www.grin.com/document/1278281

FOM Hochschule für Oekonomie & Management Essen

Standort München

Berufsbegleitender Studiengang „Business Administration"

zum Erwerb des Bachelors

6. Semester

Seminararbeit in

Wissenschaftliche Methoden – Qualitative Datenanalyse

Homeoffice und die Auswirkung auf die Gesundheit

Forschungsfrage:

„Welche Auswirkung hat das Homeoffice auf die physische Gesundheit von Büromitarbeitern?"

II

Inhaltsverzeichnis

III

Abbildungsverzeichnis

1 Einleitung

Die Corona-Pandemie hat im Jahre 2020 für erhebliche Kontaktbeschränkungen gesorgt. Aus diesem Grund wurden viele Büromitarbeiter ins Homeoffice geschickt, um eine Ansteckung und Weiterverbreitung des Corona-Virus zu vermeiden. Dadurch erleben viele Büromitarbeiter neue Erfahrungen hinsichtlich der Tätigkeit von Zuhause. Während einige neue Freiheiten verspüren, erscheint immer mehr das Thema, welche Auswirkungen das Homeoffice auf die Gesundheit hat (vgl. *Berlin.de*, 2021, o. S.). So wird sowohl von psychischen als auch von physischen Auswirkungen gesprochen (vgl. *Seifert*, 2021, o. S.).

Diese Arbeit beschäftigt sich mit den Auswirkungen des Homeoffice auf die physische Gesundheit von Büromitarbeitern. Dabei soll erörtert werden, wie sich die gesundheitliche Situation der Büromitarbeiter verändert hat. Zudem auch welche Möglichkeiten sie zur Prävention von physischen gesundheitlichen Risiken, unter der Beachtung der Ergonomie am Arbeitsplatz mit Computer, ihnen zur Verfügung stehen. Zu Beginn der Arbeit wird der Begriff des Homeoffice erläutert. Anschließend wird auf das Recht und auf die Voraussetzungen zum Homeoffice eingegangen. Zusätzlich werden die aktuellen Daten zu der Anzahl der Personen, die im Homeoffice sind, präsentiert. Danach werden die Begriffe der physischen Gesundheit und körperlichen Belastung definiert sowie gesundheitliche Empfehlungen während der Bürotätigkeit aufgeführt. Daraufhin erfolgt die Erklärung der genutzten qualitativen wissenschaftlichen Methodik des Interviews. Dabei werden im Rahmen eines Interviews drei Büromitarbeiter zu Ihrer Arbeitsausstattung, Bewegung und gesundheitlichen Zustand während des Homeoffice befragt. Zuletzt werden die Ergebnisse des Interviews zusammengefasst und diskutiert.

2 Homeoffice

In diesem Kapitel wird der Begriff des Homeoffice erläutert. Anschließend wird auf das Recht des Anspruchs auf das Homeoffice in Deutschland eingegangen und die gesetzlichen Voraussetzungen werden vorgestellt. Zuletzt werden aktuelle Daten über die Anzahl der Beschäftigten im Homeoffice präsentiert.

2.1 Definition

Allgemein wird unter dem Begriff Homeoffice verstanden, dass die Arbeitstätigkeit abseits des Gebäudes des Unternehmens ausgeübt wird. Somit wird die Arbeit für den Arbeitgeber in dem meisten Fällen von Zuhause aus verrichtet. In Gesetzestexten wird dafür die Bezeichnung Telearbeit genutzt. Ursprünglich kommt der Begriff Homeoffice aus dem Englischen und bedeutet übersetzt Heimbüro. Englischsprachige Länder nutzen jedoch für die Bedeutung von Homeoffice den Begriff „remote", auf Deutsch „Fernbedienung" (vgl. *Lindner*, 2020, S. 2).

2.2 Rechtliche Lage

Das Recht auf Homeoffice hat in Deutschland im Vergleich zu dem EU-Land Niederlande noch keine bindende gesetzliche Grundlage. Im öffentlichen Dienst gibt es jedoch eine Ausnahme. Nach § 16 Abs. 1 S. 2 des Bundesgleichstellungsgesetzes besteht die Pflicht, dass Dienststellen ihren Arbeitnehmern „(…) mit Familien- oder Pflegeaufgaben auch Telearbeitsplätze, mobile Arbeitsplätze oder familien- oder pflegefreundliche Arbeits- und Präsenzzeitmodelle anbieten müssen." (*Ionos.de*, 2020, o. S.).

Aufgrund der Corona-Pandemie hat der Gesetzgeber im § 18 Arbeitsschutzgesetz den Ministerien die Ermächtigungen erteilt, Rechtsverordnungen ohne Genehmigungen des Bundesrates für eine begrenzte Zeitspanne zu erlassen.

Somit hat das Bundeministerium für Arbeit und Soziales Anfang des Jahres 2021 die SARS-CoV-2-Arbeitsschutzverordnung erlassen. Im Vordergrund steht hierbei die Reduzierung der Kontakte mit anderen Menschen sowohl auf dem Weg als auch am Arbeitsplatz. Arbeitgeber haben unabhängig der aktuellen Gesetzeslage die Pflicht ihren Arbeitnehmern Homeoffice zu ermöglichen, sofern dies umsetzbar ist. Die Verordnung gilt dennoch befristet vom 27. Januar 2021 bis zum 15. März 2021. Hingegen sind Arbeitnehmer nicht verpflichtet dieses Angebot anzunehmen, lediglich ist es seitens des Ministeriums erwünscht (vgl. *Haufe.de*, 2021, o. S.).

2.3 Voraussetzungen für den Homeoffice-Arbeitsplatz

In der heutigen digitalisierten Welt wird das Arbeiten am Bürotisch mithilfe eines Computers und dessen Komponenten wie Bildschirm, Maus und Tastatur ausgeführt. Deshalb hat der Gesetzgeber im Jahre 1996 und 2000 die Bildschirmarbeitsverordnung verabschiedet, die seit 2016 in die Arbeitsstättenverordnung übertragen wurde. Diese stellt Anforderungen an die Telearbeit bzw. an das Homeoffice. „Telearbeitsplätze sind vom Arbeitgeber fest eingerichtete Arbeitsplätze im Privatbereich der Beschäftigten, für die der Arbeitgeber eine mit den Beschäftigten vereinbarte wöchentliche Arbeitszeit vereinbart und die Dauer der Einrichtung festgelegt hat." (*Bundesministerium für Justiz und Verbraucherschutz*, 2004, o. S.). Die Einrichtung erfolgt erst, wenn Arbeitgeber und Arbeitnehmer zu einem Übereinkommen für die Bedingungen gekommen sind und die Installation der gebrauchten Ausstattung wie Möbel, Arbeitsmittel und technische Einrichtungen durch das Unternehmen im privaten Raum des Arbeitnehmers veranlasst wurde (vgl. *Bundesministerium für Justiz und Verbraucherschutz*, 2004, o. S.).

2.4 Aktuelle Daten

In den vergangenen Jahren hat Homeoffice eine höhere Akzeptanz sowohl seitens der Arbeitnehmer als auch der Arbeitgeber erhalten. So sollen nach einer Längsschnittstudie in den Jahren 2012 bis 2015 15 Prozent der Beschäftigten von 100 Betrieben (gesamt 6000 Beschäftigte) von Zuhause aus tätig gewesen sein. Nach einer weiteren Befragung in den Jahren 2018/2019 stieg der Anteil der Homeoffice Nutzer auf 25 Prozent (vgl. *Diewald/Nebe*, 2020, S. 596).

Auch die Corona-Pandemie hat die Arbeitnehmer ins Homeoffice geschickt. Zudem veröffentlichte das ifo-Institut die Ergebnisse der Randstand-ifo-Personalleiterbefragung vom 2. Quartal des Jahres 2020. Zu dieser Zeit galt in Deutschland der Lockdown, sowie die Ausgangsbeschränkung. Somit sollte den Arbeitnehmern ermöglicht werden von Zuhause zu arbeiten. In der Abbildung 1 wird der Anteil der im Homeoffice Beschäftigten vor und während der Pandemie dargestellt.

8

Abbildung 1: Homeoffice während der Pandemie

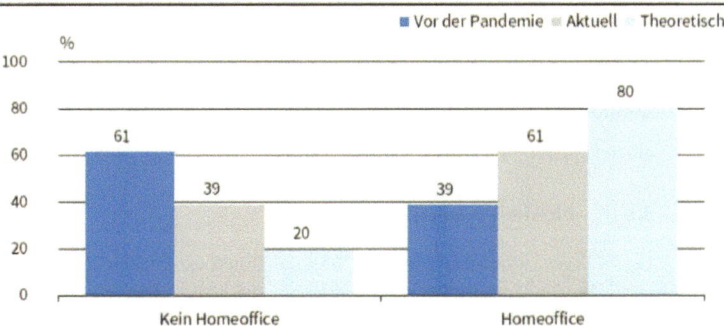

Homeoffice könnte noch häufiger genutzt werden
Anteil der Belegschaft, der im Homeoffice arbeitete, aktuell arbeitet oder theoretisch könnte.

Quelle: *ifo Institut*, Personalleiterbefragung, 2020, o. S.

Die Personalleiter gaben in der Befragung an, dass vor der Pandemie 39 Prozent der Beschäftigten im Homeoffice waren. Zum Zeitpunkt des Lockdowns stiegt der Anteil auf 61 Prozent. Hier muss erwähnt werden, dass die Befragung in Unternehmen stattfand, in der hauptsächlich die Mitarbeiter Bürotätigkeiten ausüben (vgl. *ifo Institut*, 2020, o. S.).

3 Physische Gesundheit und Arbeit am Computer

Wie bereits erwähnt wird vom Arbeitnehmer im Homeoffice die gleiche Leistung wie auf der Arbeit im Unternehmen erwartet. Der Arbeitgeber sollte demnach sorgen, dass dies technisch erfüllt werden kann. Folglich steht der Arbeitsplatz am Computer im Fokus, bei dem der Aspekt der Gesundheit in Betracht gezogen werden muss. In diesem Kapitel werden auf die gesundheitlichen Empfehlungen und Vorgaben eingegangen, die während einer Tätigkeit im Büro zu beachten sind.

3.1 Physische Gesundheit

Die Weltgesundheitsorganisation (WHO) definiert Gesundheit „(…) als ein Zustand vollständigen körperlichen, seelischen und sozialen Wohlbefindens und nicht nur das Freisein von Krankheit oder Gebrechen." (vgl. *WHO*, 2013, o. S.). Für den Arbeitsplatz im Büro als auch im Homeoffice wird in dieser Arbeit die körperliche Gesundheit analysiert.

3.2 Körperliche Belastung am Bürotisch

„Belastung ist die Gesamtheit der Einflüsse, die im Arbeitssystem auf den Organismus beziehungsweise auf die Leistungsfähigkeit einwirken" (*VBG*, 2018, S. 7). Eine Tätigkeit am Bürotisch mit Computer bringt ebenso körperliche bzw. sinnesphysiologische Belastungen mit sich. Hierbei kann zum Beispiel sowohl das Sitzen den Nacken, Rücken und die Schulter als auch die Nutzung von Maus und Tastatur die Hände und die Arme belasten. Fast die Hälfte aller Bildschirmnutzer haben Augenbeschwerden. Hierbei machen sich Symptome wie das Brennen, Tränen und Röten der Augenglieder bemerkbar (vgl. *Rudow*, 2011, S. 105).

Ebenfalls kann der Bewegungsmangel während der Arbeit am Bürotisch zu weiteren gesundheitlichen Belastungen wie eine Schwächung des Herz-Kreislauf-Systems, Muskelverspannungen und Fehlregulation der Organe führen (vgl. *Rudow*, 2011, S. 106).

3.3 Gesundheitliche Empfehlungen während der Bürotätigkeit

Wie bereits erwähnt, bringt die Arbeit am Bildschirm eine körperliche Belastung mit sich. Aufgrund dessen lassen sich vermehrt Appelle und Handlungsempfehlungen finden. Die hauptsächlichen Beschwerden am Arbeitsplatz sind aus dem Muskel-Skelett-System. Ergonomisch gestaltete Arbeitsplätze sind demnach von großer Bedeutung.

Eine massive Vorbeugung von gesundheitlichen Beschwerden zeigt Abbildung 2. Hier werden folgende ergonomische Empfehlungen für die Arbeit am Arbeitsplatz mit Computer dargestellt.

Abbildung 2: Ergonomie am Arbeitsplatz

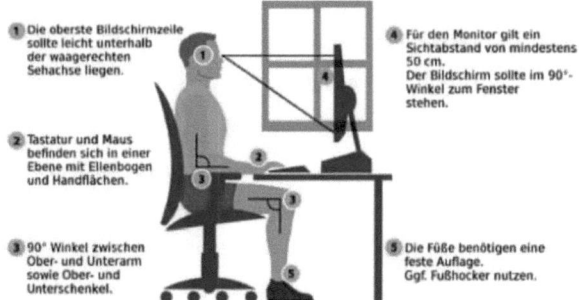

Quelle: *Ergonomie-am-arbeitsplatz-24.de*, Ergonomie am Arbeitsplatz, o. J., o. S.

Der Bildschirm sollte in 50 Zentimeter Entfernung aufgestellt sein, sodass die Oberkante des Displays leicht unterhalb der Augenhöhe ist. Zudem sollte der Bildschirm in einem Winkel von 90 Grad seitlich zu einem Fenster platziert werden. Für die Benutzung von Maus und Tastatur bilden die Ellenbogen einen rechten Winkel zwischen Ober- und Unterarm und befinden sich somit auf einer Geraden. Eine variabel aufstellbare Tastatur sowie eine ergonomische Maus sollten bereitgestellt werden. Zudem sollte der Bürostuhl entsprechend der Wirbelsäule verstellbar sein und die Füße müssen einen festen Stand auf dem Boden haben (vgl. *Landes et. al.*, 2021, S. 37 f.).

Ein hoher Bewegungsmangel kann negative Auswirkungen auf das Herz-Kreislauf-System haben. Schlussfolgernd daraus sollten Büroarbeiter immer wieder festgelegte Zeiträume für Pausen einlegen, in diesen sie Ihre Muskeln strecken, vom Arbeitsplatz aufstehen und sich für einige Zeit bewegen. Zusätzlich könnte, falls ein höhenverstellbarer Tisch vorhanden ist, die Arbeit im Wechsel zwischen sitzend und stehend durchgeführt werden. Ebenfalls empfiehlt es sich im Abstand von ein bis zu zwei Tagen festgelegte sportliche Aktivitäten, wie Laufen, Radfahren oder Krafttraining zu absolvieren (vgl. *Wittke*, 2006 S. 24).

4   Forschungsmethode

Das Folgende Kapitel beschreibt die Methodik des Experteninterviews mit den ausgewählten Büromitarbeitern aus verschiedenen Unternehmen. Hierbei wird auf die Gestaltung des Interviews eingegangen, welches die konkrete Vorgehensweise beschreibt sowie die Entwicklung des Interviews und verwendete Instrumente. Der Prozess der Befragung orientiert sich an der Literatur von Armin Scholl. Darauffolgend werden die ausgewählten anonymisierten Mitarbeiter vorgestellt. Hierzu erfolgt dann die Auswertung der Interviews anhand der Methode von Philipp Mayring.

Ziel des Interviews soll es sein, einen genauen Überblick zu gewinnen, welche körperliche und gesundheitliche Auswirkungen das Homeoffice auf die Büromitarbeiter hat. Hierbei werden auch gesundheitlichen Empfehlungen aus Kapitel 3.3 miteinbezogen, um einen Vergleich zwischen der Arbeit am Bürotisch im Unternehmen und im Homeoffice zu analysieren.

4.1   Gestaltung des Interviews

Für die Gestaltung der Experteninterviews wurde die Literatur von Armin Scholl, „Die Befragung" aus dem Jahre 2018 herangezogen. In den folgenden Unterpunkten wird der Prozess des Interviews anhand dessen genauer betrachtet und dargelegt.

Der Interviewleitfaden kann aus Gründen der Transparenz der wissenschaftlichen Arbeit im Anhang auf Seite 20 eingesehen werden.

4.1.1 Wahl der Methode

Um auf die gesundheitlichen Auswirkungen am Homeoffice aus der Praxis einzugehen, erscheint die Methode eines persönlichen Interviews als optimal. In der Literatur wird dies auch face-to-face Interview genannt und kann, wie in der vorliegenden Hausarbeit, am Arbeitsplatz der Büromitarbeiter erfolgen (vgl. *Scholl*, 2018, S. 29).

Beim konkreten Vorgehen ist das Ziel drei Interviewpartner zu finden, die sich bereit erklären ein Interview zu führen. Bei der Auswahl der Interviewpartner, werden nur die Büromitarbeiter befragt, die bereits für einen längeren Zeitraum (ab zwei Wochen), im Homeoffice sind. Hierzu wurden drei Büromitarbeiter im Bekanntenkreis ausgewählt, die vermehrt am Arbeitsplatz mit Computer tätig sind.

4.1.2 Entwicklung und Aufzeichnung des Leitfadeninterviews

Bei der Form der Befragung wird ein Leitfadeninterview gewählt, hierbei werden die Fragen bereits vorformuliert. Der Vorteil bei dieser Befragungsform ist, dass der Befragte keine vorgefertigten Beantwortungsmöglichkeiten hat, sondern dass er frei antworten kann. Somit können Ursachen für individuelle gesundheitliche Auswirkungen näher erforscht werden.

Wie in der Literatur von Scholl beschrieben, soll die Interviewdauer eine Stunde nicht überschreiten (vgl. *Scholl*, 2018, S. 68). Daher wurde der Leitfaden für ca. 20 Minuten konzipiert.

Das Interview soll analysieren, welche Auswirkungen das Homeoffice auf die Gesundheit der befragten Personen hat. Hierzu werden die Umstände der Personen betrachtet. Dazu zählt, wie die Personen ihre Arbeit verrichten und welche Ausstattungen sie vom Arbeitgeber erhalten. Ein weiterer wichtiger Aspekt ist, ob sie die vorgestellten ergonomische Hinweise der Abbildung 2 vom Kapitel 3.3 während des Homeoffice einhalten können. Abschließend sollen die Personen über Ihre gesundheitlichen Beschwerden, sowie ihren aktuellen Bewegungsraum sprechen. Nach der Auswertung des Interviews (siehe Kapitel 5) sollen die Ergebnisse in Kapitel 6 erläutert und mit den Handlungsempfehlungen aus Kapitel 3.3 diskutiert werden.

Das leitfadengestützte Interview ist, wie bereits in Kapitel 4.2 erwähnt, offen formuliert. Um hierbei die Auswertung zu erleichtern, bietet es sich an technisch-gestützte Geräte für das Gespräch zu benutzen. Als gutes Aufzeichnungsinstrument bietet sich hier das Smartphone an. Die Gesprächspartner werden vor Beginn des Interviews darüber informiert und um Erlaubnis gefragt. Diese Aufzeichnungen werden im Nachhinein nach der Methode von Mayring transkribiert und vom Smartphone aus Datenschutzgründen gelöscht.

4.2 Auswahl der Interviewpartner

Im Folgenden werden die interviewten Büromitarbeiter mit den Namen Person A, B und C anonymisiert. Alle drei ausgewählten Büromitarbeiter sind seit einem längeren Zeitraum im Homeoffice. Ein weiteres Kriterium bei der Auswahl ist, dass die drei Personen aus verschiedenen Unternehmen und verschiedenen Alters sind.

Person A ist 24 Jahre alt und ist seit dem September 2020 im Homeoffice. Sie arbeitet als Sachbearbeiterin im öffentlichen Dienst und hat hauptsätzlich Tätigkeiten am Computer. Person A hat gesundheitliche Vorbelastung.

Person B ist 55 Jahre alt und ist durchgehend seitdem Lockdown im März 2020 im Homeoffice. Ihre Verkaufsberatungstätigkeiten erfüllt sie am Computer und am Telefon. Person B hat einen Bandscheibenvorfall der Halswirbelsäule.

Person C ist 49 Jahre alt und ist seit Ende September 2020 im Homeoffice. Zu Erfüllung ihrer Beratertätigkeiten ist sie normalerweise zu einem höheren Anteil im Büro am Computer, als auch vor Ort bei den Einrichtungen. Person C hat einen Bandscheibenvorfall der Halswirbelsäule und Lendenwirbelsäulen als auch Krampfadern an ihren Beinen.

4.3   Auswertung des Interviews

Das Folgende Kapitel beschreibt die Vorgehensweise der Auswertung der Experteninterviews. Hierbei wird die Methode der qualitativen Inhaltsanalyse von Philipp Mayring herangezogen. Das Kapitel beschäftigt sich somit mit der Transkription, Kodierung und die Kategorienbildung bzw. Generalisierung der Interviews. Die Ergebnisse werden im darauffolgenden Kapitel 5 verdeutlicht.

4.3.1 Transkription

Transkription bedeutet, dass das gesprochene Interview, schriftlich verfasst wird (vgl. *Mayring*, 2016, S. 89). Somit wird im ersten Schritt für die Auswertung der Interviews das aufgenommen Gespräch auf dem Smartphone transkribiert.

Hierbei wird die Protokolltechnik Übertragung in normales Schriftdeutsch angewendet, indem der Dialekt, Satzbaufehler oder Sprachpausen der jeweiligen Gesprächspartner bereinigt werden, um die transkribierten Interviews zu vereinheitlichen und besser zu verstehen (vgl. *ebd.*, S. 91).

4.3.2 Kodierung und Kategoriebildung

Nachdem die Experteninterviews transkribiert wurden, erfolgt die Kodierung des Transkripts. Hierbei werden die Informationen, die nicht relevant für die Fragestellung der wissenschaftlichen Arbeit sind, aussortiert. Die restlichen Informationen werden, wie in Kapitel 5.3.3 beschrieben, den jeweiligen Kategorien zugeordnet.

Um Abgrenzungsprobleme für die Kategorienbildung zu vermeiden, werden nach dem Vorgehen von Mayring zu den einzelnen Kategorien Kodierregeln bestimmt (vgl. *Mayring*, 2015, S. 97).

Bei der Kategorisierung wird die Methode der strukturierten bzw. deduktiven Kategorienbildung angewendet. Diese Methode erlaubt es, von vornherein Kategorien anhand des Leitfadeninterviews festzulegen (siehe Kapitel 6). Diese müssen deutlich definiert sein, damit die Abgrenzungen zu den jeweiligen Kategorien möglich sind (vgl. *Mayring*, 2015, S. 97).

Im Weiteren werden Ankerbeispiele für die jeweiligen Kategorien festgelegt. Ankerbeispiele sind bestimmte Textbestandteile aus dem transkribierten Interview, die für eine Kategorie als Musterbeispiel gelten. Somit dienen diese als Orientierung für die Analyse des Interviews und erleichtern die Zuordnung der weiteren Textstellen (vgl. *ebd.*, S. 97).

Die Ergebnisse der kategorisierten Überpunkte werden in Kapitel 5 gegenübergestellt und analysiert.

5 Ergebnisse der Interviews

Im Folgenden werden die Ergebnisse der Experteninterviews anhand der ausgewählten Interviewpartner, wie bereits in Kapitel 4.2 vorgestellt, näher untersucht.

5.1 Homeoffice Ausstattung

Person A ist seit September 2020 für einen Zeitraum von sechs Monaten im Homeoffice. Um ihrer Tätigkeit im Homeoffice nachzukommen, hat sie einen Token, ein Gerät mit Berechtigungszugriff zum Einwählen über den privaten Laptop ins Firmensystem, von ihrem Arbeitgeber bekommen. Dies war auch bereits alles, was sie vom Arbeitgeber hinsichtlich der Einrichtung des Homeoffice an Unterstützung bekommen hat. An der Arbeitsstätte hingegen bietet ihr Arbeitgeber die volle Ausstattung für ihren Arbeitsplatz. So hat Person A einen ergonomischen Bürostuhl, Maus und einen höhenverstellbaren Tisch. Eine Bildschirmbrille wird Ihr aufgrund des jungen Alters und der aktuellen Priorität ältere Personen verweigert. Person A arbeitet hauptsächlich auf der Couch oder am Esstisch im Wohnzimmer, da es kein extra Zimmer für ein Büro gibt.

Person B befindet sich seit dem März 2020 im Homeoffice. Der Arbeitgeber hat der Verkaufsberaterin für die Tätigkeit am Computer Software und Hardware bereitgestellt. Büromöbel, wie einen höhenverstellbaren Tisch und ergonomischen Stuhl, hat Person B sich selbst beschaffen müssen. Hingegen an der Arbeitsstätte werden ihr zum Beispiel Gymnastikbälle als Abwechslung für den Bürostuhl und eine Fußablage zur Verfügung gestellt. Person B nutzt ein freies Zimmer, dass sie selbst zum Büro eingerichtet hat.

Person C ist seit Ende September 2020 im Homeoffice. Für Ihre Beratungstätigkeit, die sie normalerweise vor Ort in Einrichtungen verrichtet, hat sie für die Homeoffice Ausstattung von ihrem Arbeitgeber lediglich Kopfhörer, Laptop und Kamera erhalten. Ergonomische Büromöbel und eine ergonomische Maus hat sie nicht erhalten. Hier muss Person C auf ihren Esstisch und Esstischstuhl ausweichen.

5.2 Beachtung der gesundheitlichen Empfehlungen

Person A kann keine der vorgestellten ergonomischen Hinweise im Homeoffice aus Abbildung 2 einhalten, da wie bereits erwähnt sie weder einen verstellbaren Bürotisch noch einen ergonomischen Stuhl besitzt. Im Homeoffice hat sie im Vergleich zur Arbeit kaum Bewegung und sitzt für mehrere Stunden in der gleichen Position.

Person B hat an der Arbeitsstätte weitaus viele Möglichkeiten zur gesundheitlichen Vorsorge. Vor Ort kann sie alle gesundheitlichen Empfehlungen der Ergonomie am Arbeitsplatz einhalten und es besteht ein Angebot für Sportaktivitäten und Präventionskurse. Auch werden die Mitarbeiter kontrolliert und aufgeklärt, ob sie sich an die gesundheitlichen Empfehlungen halten. Im Homeoffice kann sich Person B dank der Büromöbel, die sie selbst besorgt hat, alle in der Abbildung 2 gezeigten ergonomischen Hinweise beachten. Dennoch hat sich ihre Bewegungsaktivität stark reduziert, da sie kaum Gründe hat sich von ihrem Arbeitsplatz weg zu bewegen. Der Weg zur Kantine und zu den Grünanlagen an der Arbeitsstelle gibt es im Homeoffice nicht.

An der Arbeitsstelle hat Person C ebenfalls alle Möglichkeiten gesund und ergonomisch zu arbeiten. Im Homeoffice hingegen kann sie keine der vorgezeigten ergonomische Hinweise beachten beziehungsweise beeinflussen, da ihr die Ausstattung dafür fehlt. Somit sitzt sie auf einen nicht ergonomischen Stuhl, sodass auch ihre Beine in der Luft hängen. Die Bewegung am Arbeitsplatz hat sich ebenfalls reduziert, da sie kaum Außentermine in den Einrichtungen wahrnehmen muss. Somit fällt ein Weg mit Laufen und Treppen steigen im Alltag weg. Person C sitzt ebenfalls für mehrere Stunden vertieft am Stück an ihrem Arbeitsplatz, ohne einmal aufgestanden zu sein.

5.3 Physische Gesundheit vor und während Homeoffice

Person A klagt über Rückenschmerzen und Hüftprobleme, die nach Ihrer Ansicht seit dem Homeoffice vermehrt auftreten, weil sie auf Esstischstühlen, die nicht ergonomisch sind oder auf der Couch arbeitet. Auch verspürt sie mehr Kopfschmerzen, beim Arbeiten am Bildschirm, da Ihre Brille nicht für die Bildschirmarbeit gedacht ist.

Person B verspürt, seitdem sie sich im Homeoffice befindet, keine gesundheitlichen Beschwerden.

Person C hingegen hat Rückenschmerzen und nach dem Sitzen geschwollene Beine. Ihre Meinung nach hat sich ihr Sehvermögen verschlechtert, als auch ihre Augen brennen nach langer Bildschirmzeit.

6 Diskussion

Mit den vorhandenen Ergebnissen der interviewten Büromitarbeitern lassen sich die Auswirkungen des Homeoffice auf die physische Gesundheit der Mitarbeiter feststellen. In allen Fällen hat der Arbeitgeber die Ergonomie am Arbeitsplatz nicht zu 100 Prozent gewährleistet. Keine der Personen hat die Möglichkeit sich vom Arbeitgeber einen ergonomischen Stuhl oder höhenverstellbaren Tisch zu besorgen. Person B hat den Vorteil, dass sie einen freien Raum besitzt und sich somit einen Büroraum einrichten konnte. Deshalb kann Person B auch im Vergleich zu den anderen Personen die ergonomischen Sitzhaltungsempfehlungen im kompletten Maße beachten. Person A und C hingegen können keine der Hinweise in Abbildung 2 beachten. Hierzu kommt die Folge, dass sie über Rückenscherzen klagen. Grund hierfür kann die falsche Sitzhaltung nach einige Stunden Arbeit sein. Diese andauernde Fehlhaltungen können, wie im Kapitel 3.3 beschrieben, zu Schmerzen und Schäden am Muskel-Skelett-System führen. Zusätzlich hat Person C verschiedene Bandscheibenvorfälle. Diese Haltung und nicht Beachtung der Ergonomie am Arbeitsplatz tragen dem Muskel-Skelett-System in dem Fall nicht positiv bei. Ebenfalls hat Person C keine Fußablage, auf der sie ihre Beine stützen kann. Dies kann zusätzlich zu den bereits vorhandenen Krampfadern sich negativ auf ihre gesundheitliche physische Situation auswirken.

Durch das lange Arbeiten am Bildschirm verspüren einige Personen das Brennen und die Rötung der Augen. Wie oben bereits erwähnt, kann dies von einer langen Bildschirmzeit verursacht werden (vgl. *Rudow*, 2011, S. 105). Zusätzlich bekommt Person A trotz Anfrage vorerst keine angepasste neue Brille von ihrem Arbeitgeber, um diesen oben genannten Beschwerden entgegenzuwirken. Somit hat das Homeoffice auch hier eine negative Auswirkung auf die physische Gesundheit.

Alle Personen berichtet von einem hohen Bewegungsmangel im Homeoffice. Der Arbeitsweg, Kantinenweg, der Weg zum Drucker und zu Kollegen, den sie auf der Arbeitsstätte täglich hatten, fehlen ihnen im Homeoffice. So sitzen sie mehrere Stunden auf dem Stuhl und im Falle, dass sie jemand kontaktieren müssen, reicht ein Anruf ohne Bewegung. Ein Bewegungsmangel wie diese kann für alle Personen negative gesundheitliche Auswirkungen haben. So führt dieser Bewegungsmangel zu einer enormen Schwächung des Herz-Kreislauf-Systems, zu weiteren Muskelverspannungen und Fehlregulation der Organe.

Zusammenfassend lässt sich durch die Ergebnisse des Interviews und den zuvor erarbeiteten gesundheitlichen Empfehlungen für das Homeoffice feststellen, dass das Homeoffice eine negative Auswirkung auf die physische Gesundheit hat. Bei einigen Personen bildeten sich seit dem Homeoffice Beschwerden wie Rückenschmerzen, geschwollene Beine und das Brennen der Augen. Ebenfalls ist bemerkbar, dass es einen Zusammenhang zwischen der jeweilige Arbeitsausstattung wie einen höhen verstellbaren Tisch und einen ergonomischen Stuhl und der Gesundheit der Mitarbeiter gibt. Wonach für eine Personen die ergonomischen Anforderungen an der Arbeitsstätte erfüllt waren, haben nur die Personen physische gesundheitliche Beschwerden, bei denen die Ergonomie im Homeoffice nicht sichergestellt wurde. Ebenfalls haben alle Personen einen hohen Bewegungsmangel auf der Arbeit. Dies kann wie bereits erwähnt auf Dauer weitere physische Gesundheitsbeschwerden mit sich bringen. Dennoch wird das Homeoffice, trotz dieser negativen Punkte, positiv von den Beschäftigten aufgenommen und wünschen sich, dass dies sich weiterhin unter besseren Voraussetzungen in der Zukunft etabliert.

7 Fazit

Bei der Betrachtung der Forschungsfrage, welche Auswirkungen das Homeoffice auf die physische Gesundheit von Büromitarbeitern hat, kommt diese Hausarbeit zum Ergebnis, dass das Homeoffice sich negativ auf die physische Gesundheit auswirken kann. Dabei spielt die Homeoffice Ausstattung eine wichtige Rolle. Wird bei der Einrichtung des Homeoffice bereits auf die Ergonomie des Arbeitsplatzes geachtet, so können gesundheitliche Beschwerden vermieden werden. Auffallend ist, dass die Personen, bei denen die Ergonomie nicht sichergestellt wurde über physischen Beschwerden während ihrer Homeoffice Arbeit klagen. Eine dauerhafte Fehlhaltung beim Arbeiten im Homeoffice kommt den Mitarbeiter nicht zugute. An der Arbeitsstätte hingegen, wird die richtige Ausstattung zum gesunden Arbeiten bereitgestellt. Ebenfalls wurde im Interview festgestellt, dass alle Homeoffice Mitarbeiter einen hohen Bewegungsmangel haben, da viele Wege wie der Arbeits- oder Kantinenweg im Homeoffice wegfallen. Trotz dessen bevorzugen die Büromitarbeiter das Homeoffice und wünschen sich, dass dies sich weiterhin in der Zukunft etabliert wird. Um die physische Gesundheit der Mitarbeiter zu gewährleisten, wird sowohl an den Arbeitgeber mit der Einrichtung des ergonomischen Homeoffice als auch an die Arbeitnehmer appelliert, die physische Gesundheit nicht außer Acht zu lassen. Zusätzlich zu dieser Arbeit können die psychischen Auswirkungen auf die Gesundheit der Mitarbeiter im Homeoffice erforscht werden.

Anhang

Interview Person A

1. In welchem Alter sind Sie und welche Tätigkeit haben Sie?

   Ich bin 24 Jahre alt und arbeite als Sachbearbeiterin im öffentlichen Dienst im Büro.

2. Wie üben Sie Ihre Tätigkeit aus?

   An einem Schreibtisch mit Computer.

3. Wie lange sind Sie schon im Homeoffice?

   Ich bin durchgehend seit September 2020 im Homeoffice.

4. Inwiefern hat Ihr Arbeitgeber Sie bei der Einrichtung des Homeoffice unterstützt?

   Leider überhaupt nicht, ich habe lediglich nur ein Token erhalten, um Zugriff auf den Arbeitsserver zu haben.

5. Welche Möglichkeiten haben Sie zur gesundheitlichen Vorsorge wie z.b. Brille, Bürostuhl, ergonomische Maus, am Arbeitsplatz?

   An meinem Arbeitsplatz war ich voll ausgestattet mit einem ergonomischen Bürostuhl, Maus und sogar einen höhenverstellbaren Tisch. Mein Bildschirm war sehr groß und dazu hatte ich eine Ablage für meine Füße. Auf eine Brille habe ich aktuell keinen Anspruch darauf mir eine neue anpassen zu lassen, da aufgrund der Corona Situation Personen ü40 Priorität haben.

6. Welcher dieser ergonomischen Hinweise können Sie sowohl im Homeoffice als auch auf der Arbeit einhalten?

   Leider kann ich keiner dieser Punkte erfüllen.

7. Welche Räumlichkeiten können Sie für das Homeoffice nutzen?

   Leider habe ich kein extra Zimmer für ein Büro, dadurch arbeite ich hauptsächlich im Wohnzimmer.
   Manchmal am Esstisch, aber vermehrt auf der Couch im Schneidersitz.

8. Wie gestaltet sich ihr Arbeitspensum im Vergleich vom Homeoffice und auf der Arbeit?

Im Homeoffice habe ich immer gut was zu tun. Jedoch weniger als auf der Arbeit, da die spontanen Aufgaben, die im Büro anfallen, wegfallen.

9. Haben sie gesundheitliche Beschwerden seitdem Homeoffice und wenn ja welche?

Ich habe vermehrt Kopfschmerzen, während ich in den Bildschirm schaue, da meine alte Lesebrille nicht dafür geeignet ist. Auch habe ich Rückenschmerzen, da die Esstischstühle nicht ergonomisch sind für einen 8,5h Arbeitstag. Beim Ausweichen auf die Couch ist es zwar etwas bequemer, jedoch viel umständlicher. Aber auch hier zeigen sich oft Rückenschmerzen.

10. Welchen Unterschied merken Sie zwischen dem Homeoffice und der Arbeit im Büro hinsichtlich der Bewegung?

Im Büro habe ich mich viel mehr bewegt, sei es der Weg zur Cafeteria, zum Drucker oder doch zur Chefin. Es gab stetig Bewegung. Im Homeoffice habe ich kaum Bewegung, da alles digitalisiert ist und bei Fragen wird schnell zum Telefon gegriffen und die Chefin angerufen. Oft sitze ich für einige Stunden vertieft in der Arbeit in der gleichen Position

11. Sind sie dem Homeoffice positiv oder negativ zugeneigt und warum?

Positiv, da ich mir täglich 2 Stunden Fahrweg erspare und ich nebenbei noch studiere und dann mehr Zeit aufbringen kann. Ich hoffe ich kann in Zukunft im Homeoffice bleiben.

Interview Person B

1. In welchem Alter sind Sie und welche Tätigkeit haben Sie?

Ich bin im Alter von 55 Jahre und ich bin im Vertriebsaußendienst tätig. Ich bin Verkaufsberaterin in einem mittelständischen Unternehmen

2. Wie üben Sie Ihre Tätigkeit aus?

Ich arbeite im Großraumbüro, an einem festen Arbeitsplatz, am Computer.

3. Wie lange sind Sie schon im Homeoffice?

Seit März 2020, also fast ein Jahr

4. Inwiefern hat Ihr Arbeitgeber Sie bei der Einrichtung des Homeoffice unterstützt?

Sehr gut mit der Hardware, Software. Laptop, Bildschirm hätte ich auch bekommen können, Headset, Fußablage. Einen Bürotisch und Bürostuhl habe ich mir selbst besorgt. Der Arbeitgeber stellt dies nicht zur Verfügung. Büromöbel werden nicht bereitgestellt.

5. Welche Möglichkeiten haben Sie zur gesundheitlichen Vorsorge wie z.B. Brille, Bürostuhl, ergonomische Maus, am Arbeitsplatz?

Brille wird mit einem Pauschalbetrag von 70 € unterstützt.
Auf der Arbeit bekomme ich ergonomischen Stuhl, simple Dinge wie Bälle, höhenverstellbare Tische und automatisierte Belüftung und Beschattungsanlagen, eine Grünanlage mit Erholungspunkte. Zum Beispiel haben wir ein eigenes Fitnessstudio im Gebäude und Präventionskurse werden gefördert. Schwimmaktivitäten werden bezahlt.

6. Welcher dieser ergonomischen Hinweise können Sie sowohl im Homeoffice als auch auf der Arbeit einhalten?

Auf der Arbeit können und sollten wir 1 zu 1 umsetzen. Dies wird durch das BGM kontrolliert und es folgen Anweisungen durch die Sicherheitsbeauftragte, in Abständen, und 2-mal im Jahr werden wir durch einen Lernkurs daran erinnert. Im Homeoffice kann ich alle Hinweise befolgen

7. Welche Räumlichkeiten können Sie für das Homeoffice nutzen?

Ich habe ein eigenes Bürozimmer zur Verfügung.

8. Wie gestaltet sich ihr Arbeitspensum im Vergleich vom Homeoffice und auf der Arbeit?

Ich habe den gleichen Umfang an Arbeit sowohl in der Firma als auch im Homeoffice

9. Haben sie gesundheitliche Beschwerden seitdem Homeoffice und wenn ja welche?

Nein, ich habe keine gesundheitlichen Beschwerden

10. Welchen Unterschied merken Sie zwischen dem Homeoffice und der Arbeit im Büro hinsichtlich der Bewegung?

Einen großen Unterschied, man bewegt sich mehr, sei es an der frischen Luft in der Grünanlage, seit es Tee oder Kaffee, in der Mittagspause draußen im grünen, oder der Lauf zur Kantine,
Im Homeoffice bewege ich mich sehr wenig, entweder zum Kaffee holen und kurz zur mittagsessen.

11. Sind sie dem Homeoffice positiv oder negativ zugeneigt und warum?

Positiv, ich finde es familienfreundlicher und ich spare mir den Weg zur Arbeit.

Interview Person C

1. In welchem Alter sind Sie und welche Tätigkeit haben Sie?

Ich bin 49 Jahre alt und ich bin Fachberatung für pädagogische Fachkräfte in Kindertageseinrichtungen

2. Wie üben Sie Ihre Tätigkeit aus?

Ein Wechsel zwischen Bürotätigkeit und Außentermine, ich bin in einem 3-er Büro.

3. Wie lange sind Sie schon im Homeoffice?

Seit Ende September 2020

4. Inwiefern hat Ihr Arbeitgeber Sie bei der Einrichtung des Homeoffice unterstützt?

Was mir angeboten wurde, waren Schulungen/Online Fortbildungen, unterandere Einführung ins WebEx, Schulungen wie man wissen online weitergibt, man hat mir Laptop, Kopfhörer und eine Kamera zugestellt. Informationen und Tipps sind im Intranet. Bürotechnisch nichts, kein Tisch keinen Stuhl, Büromöbel fehlen leider.

5. Welche Möglichkeiten haben Sie zur gesundheitlichen Vorsorge wie z.b. Brille, Bürostuhl, ergonomische Maus, am Arbeitsplatz und im Homeoffice?

Ergonomisch perfekt, extra einen auf mich angepassten Bürostuhl, höhenverstellbaren Tisch, Ausrichtung des Monitors. Alles hat die Ergonomie Beraterin auf der Arbeit eingestellt.
Also, ich habe einen Termin bereits für die Sehhilfe gemacht, aus eigenem Antrieb, die Möglichkeit ist da, bezüglich der Maus stockt es wegen der Bürokratie. Fürs Homeoffice habe ich hinsichtlich der Ergonomie nichts bekommen.

6. Welcher dieser ergonomischen Hinweise können Sie sowohl im Homeoffice als auch auf der Arbeit einhalten?

Auf der Arbeit kann ich meinen Bildschirm einstellen, auf der Arbeit kann ich alle Punkte bestätigen. Die Möglichkeit besteht ausnahmslos. Im Homeoffice leider nicht, Der Tisch ist mir leider zu hoch, der Stuhl ist mein Esstisch Stuhl, dieser hat keine Armlehnen, einen Hocker benötige ich, um einigermaßen gut zu sitzen.

7. Welche Räumlichkeiten können Sie für das Homeoffice nutzen?

Momentan nur das Wohnzimmer, da alle anderen Zimmer Schlafzimmer wären. Meine Kinder haben Home Schooling, somit weiche ich aufs Wohnzimmer aus.

8. Wie gestaltet sich ihr Arbeitspensum im Vergleich vom Homeoffice und an der Arbeitsstelle?

Ich habe viel mehr intensivere und konstruktive Arbeit und länger. Ich mache ich immer Überstunden, die ich nicht notieren darf.

9. Haben sie gesundheitliche Beschwerden, die dem Homeoffice zugeordnet wird und wenn ja welche?

Rückenschmerzen, weil ich schlecht saß und geschwollene Beine. Mein Sehvermögen wird immer schlechter, meine Augen brennen nach langer Bildschirmzeit

10. Welchen Unterschied merken Sie zwischen dem Homeoffice und der Arbeit im Büro hinsichtlich der Bewegung?

Der Weg in die Arbeit und der Weg nachhause, da bewege ich mich viel. Ich habe mehr Bewegung, wenn ich vor Ort bin. Es kommt vor, dass ich zuhause 3 Stunden arbeite und keines Mals aufgestanden bin. Dort bin stehe ich viel öfter auf. Sei es Der Weg zum Kollegen, Drucker oder Kaffee holen.

11. Sind sie dem Homeoffice positiv oder negativ zugeneigt und warum?

Positiv, da ich mir viel Zeit spare in die Arbeit zu fahren und mich fertig zu machen. Naja, an der gesunden Arbeitshaltung im Homeoffice sollte man schon arbeiten, aber ich verspüre mehr Freiheiten im Homeoffice

Literaturverzeichnis

Diewald, Martin/Nebe, Katja (Vereinbarkeit Homeoffice, 2020): Familie und Beruf: Vereinbarkeit durch Homeoffice? Soziologische und rechtswissenschaftliche Perspektiven, in: Duncker und Humblot, Bd. 69 (2020), Nr. 8-9, S. 595-610

Lindner, Dominic (Homeoffice, 2020): Virtuelle Teams und Homeoffice, Nürnberg, Springer Fachmedien Wiesbaden, 2020

Mayring, Philipp (Qualitative Inhaltsanalyse, 2015): Qualitative Inhaltsanalyse, Grundlagen und Techniken. 12., überarbeitete Auflage. Weinheim und Basel: Beltz Verlag, 2015

Mayring, Philipp (qualitative Sozialforschung, 2016): Einführung in die qualitative Sozialforschung, Eine Anleitung zu qualitativem Denken. 6., Auflage. Weinheim und Basel: Beltz Verlag, 2016

Rudow, Bernd (gesunde Arbeit, 2011): Die gesunde Arbeit: Arbeitsgestaltung, Arbeitsorganisation und Personalführung, 2., überarbeitete Auflage. Oldenburg und München: Oldenburg Wissenschaftsverlag GmbH, 2011

Scholl, Armin (Befragung, 2018): Die Befragung. 4., bearbeitete Auflage. Konstanz und München: UVK Verlagsgesellschaft mbH, 2018

VBG (Gesundheit im Büro, 2018): Gesundheit im Büro, in: VBG Ihre gesetzliche Unfallversicherung Bd. 6, (2018)

Wittke, Sebastian (Gesundheitsmanagement, 2006): Gesundheitsmanagement – Gesundheit der Mitarbeiter als strategischer Faktor für Wirtschaftlichkeit und Wettbewerbsfähigkeit, Diplomica Verlag GmbH, 2006

Internetquellen

Berlin.de (Homeoffice-Pflicht, 2021): Behörden kontrollieren Einhaltung der Homeoffice-Pflicht, < https://www.berlin.de/aktuelles/berlin/6427027-958092-behoerden-kontrollieren-einhaltung-der-h.html>, (28-01-2021) [Zugriff 12-02-2021]

Bundesministerium für Justiz und Verbraucherschutz (2004): Verordnung über Arbeitsstätten, <https://www.gesetze-im-internet.de/arbst_ttv_2004/__2.html>, (2004), [Zugriff 15-02-2021]

Haufe.de (Homeoffice, 2021): Arbeitgeber müssen Homeoffice ermöglichen, <https://www.haufe.de/personal/arbeitsrecht/homeoffice-pflicht-arbeitgeber-muessen-homeoffice-anbieten_76_534798.html>, (27.01.2020) [Zugriff 15-02-2021]

Ionos.de (Recht auf Homeoffice, 2020): Gibt es ein Recht auf Homeoffice, <https://www.ionos.de/startupguide/produktivitaet/recht-auf-homeoffice/>, (01.04.2020) [Zugriff14-02-2021]

Seifert, Vanessa (Fehler im Homeoffice2021): Psychologe: Das sind die größten Fehler im Homeoffice, < https://www.abendblatt.de/hamburg/article231587275/homeoffice-fehler-psycholge-tipps-corona.html>, (17-02-2021) [Zugriff 23-02-2021]

Ifo Institut (Personalleiterbefragung 2020): Homeoffice und Digitalisierung unter Corona (2.Quartal 2020), <https://www.ifo.de/personalleiterbefragung/202008-q2>, (03-08-2020) [Zugriff 16-02-2021]

WHO (Gesundheit, 2013): WHO verweist in neuem Bericht auf ungleiche gesundheitliche Fortschritte in Europa und fordert zur Messung des Fortschritts eine genauere Erfassung des Wohlbefindens, <https://www.euro.who.int/de/media-centre/sections/press-releases/2013/03/new-who-report-reveals-unequal-improvements-in-health-in-europe-and-calls-for-measurement-of-well-being-as-marker-of-progress#:~:text=In%20der%20Satzung%20der%20WHO,Freisein%20von%20Krankheit%20oder%20Gebrechen>, (13-03-2013) [Zugriff 23-02-2021],

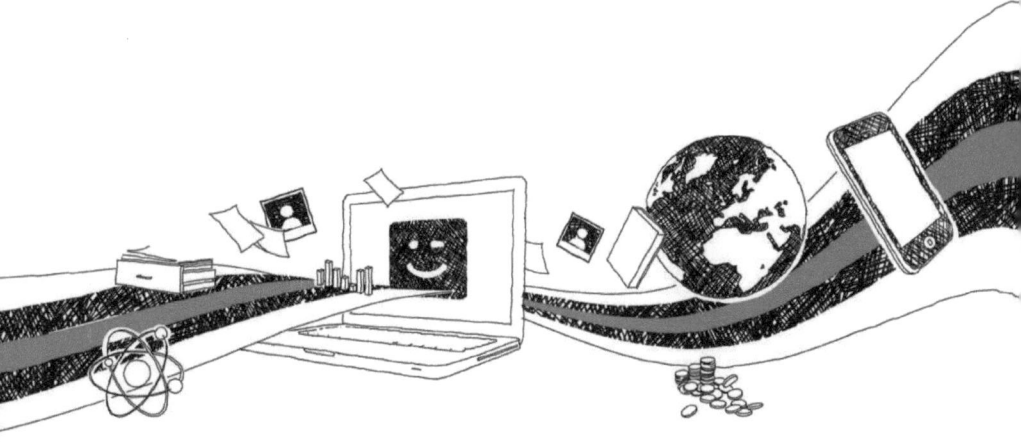
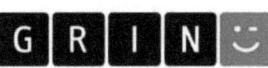